AF321833

RECHERCHES EXPÉRIMENTALES

A PROPOS DE L'ISCHIO-PUBIOTOMIE

Par P. BUDIN (1).

En décembre 1892, M. Farabeuf a publié un très intéressant travail intitulé : *De l'agrandissement momentané du bassin oblique-ovalaire* (2). Vous vous rappelez sans aucun doute ce mémoire.

M. Farabeuf avait étudié, dans son laboratoire, un bassin osseux ankylosé du côté gauche ; il avait vu que ce bassin, dont le diamètre promonto-pubien minimum mesurait 84 millimètres, ne laissait point passer une sphère ayant 90 millimètres de diamètre. La symphyséotomie ne permettait pas davantage ce passage, tandis que l'ischio-pubiotomie, pratiquée du côté ankylosé du bassin, laissait descendre la sphère.

M. Farabeuf en avait tiré la conclusion suivante : « Donc l'ischio- « pubiotomie du côté rétréci ankylosé se présente comme le procédé « de choix pour agrandir momentanément, d'une quantité considé- « rable, le détroit supérieur et l'excavation des bassins obliques « ovalaires dits de Nægelé. »

Il en résulterait que, dans le bassin de Nægelé, si la tête fœtale semble ne pas pouvoir passer, ce n'est pas à la symphyséotomie (il n'est pas question des autres procédés), mais à l'ischio-pubiotomie faite du côté ankylosé, qu'il faut avoir recours.

Comme nous avons eu l'occasion d'étudier un fait de bassin oblique-ovalaire dont nous vous avons rapporté l'observation en 1893, comme nous avons eu à notre disposition deux bassins de Nægelé et que nous avons fait quelques recherches encore inédites sur le passage de la tête à travers leur détroit supérieur et leur excavation, nous avons voulu voir ce que, sur ces bassins, ou plus exactement sur l'un d'entre eux, on obtiendrait comparativement avec la symphyséotomie et avec l'ischio-pubiotomie.

Voici comment nous avons procédé. Nous avons fait mouler en fonte ce bassin oblique-ovalaire, ce bassin de Nægelé. Sur l'un des

---

(1) Communication faite à la Société obstétricale de France le 11 avril 1896.
(2) FARABEUF, *Annales de Gynécologie*, t. XXXVIII, p. 401.

L'OBSTÉTRIQUE

exemplaires obtenus, nous avons pratiqué la symphyséotomie ; le bassin étant fixé solidement sur une planchette en bois, un mécanisme nous permet d'écarter l'un des pubis de 1, 2, 3, 3 centim. 1/2 et de le maintenir au degré d'écartement sur lequel nous désirons opérer.

Sur l'autre exemplaire, nous avons fait l'ischio-pubiotomie du côté ankylosé, au point indiqué par M. Farabeuf, c'est-à-dire à 5 centimètres de la symphyse pubienne. Un mécanisme analogue permet l'écartement des os, on peut graduer cet écartement et le fixer au degré désiré. La partie qui se trouve entre la symphyse pubienne et la section est mobile, flottante, on peut même l'enlever si on veut.

Nous avons donc essayé de nous rapprocher autant que possible des conditions indiquées par M. Farabeuf et de celles dans lesquelles on se trouve sur la femme vivante.

Le bassin de Nægelé dont nous nous sommes servi, présente les dimensions suivantes :

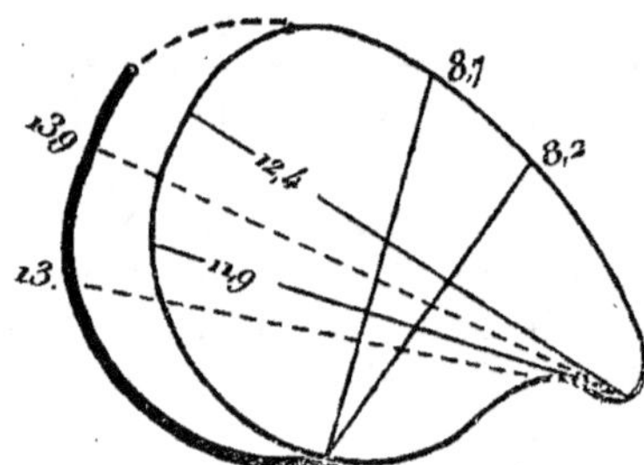

Fig. 1. — Bassin de Nægelé. — Le gros trait représente la paroi pelvienne après la symphyséotomie. — Diamètres obliques avant et après la symphyséotomie.

Diamètre promonto-pubien minimum........... 9cm,7
Petit diamètre oblique, diamètre oblique droit anatomique, allant de la symphyse sacro-iliaque gauche à l'éminence ilio-pectinée droite....... 8cm,2
Diamètre oblique droit partant de la symphyse sacro-iliaque gauche et se rendant en un point qui se trouve à égale distance du pubis et de l'éminence ilio-pectinée droite................ 8cm,7
Grand diamètre oblique, diamètre oblique gauche anatomique.................................... 11cm,9
Diamètre oblique gauche allant de la symphyse sacro-iliaque droite à un point qui se trouve à égale distance du pubis et de l'éminence ilio-pectinée.................................... 12cm,4
Diamètre bisciatique............................. 7cm,9

Diamètre allant de l'épine sciatique gauche à la tubérosité ischiatique droite................. $7^{cm},6$

Diamètre allant de l'épine sciatique droite à la tubérosité ischiatique gauche................ $10^{cm},2$

Diamètre bis-ischiatique..................... $8^{cm},9$

Enfant pesant 3.000 grammes. Les diamètres de la tête sont les suivants :

OM. 12,2,   OF. 11,2,   SOB. 9,2,   BiP. 9,2,   BiT. 7,5.

Le crâne présente une certaine malléabilité.

EXPÉRIENCES — SÉRIE A

I. — Enfant présentant le *sommet* en OIDP.

Sous l'action de pressions exercées au niveau de la base du crâne et du menton, la tête franchit le détroit supérieur et arrive dans l'excavation.

Si la tête est placée en position OIGP ou en position OIDA, il est absolument impossible de faire passer l'extrémité céphalique.

II. — Même bassin. Même fœtus. *Symphyséotomie.* Écartement de 1 centimètre.

Sommet en OIDP. La tête, sous l'influence de pressions qui représentent les contractions utérines, franchit plus facilement que précédemment le détroit supérieur.

Sommet OIDA et OIGP. Il est impossible de faire passer l'extrémité céphalique.

III. — Même bassin. Même fœtus. *Ischio-pubiotomie.* Écartement de 1 centimètre.

Sommet en OIDP. Sous l'influence de pressions, la tête franchit le détroit supérieur.

La tête, remise en OIDA ou en OIGP, ne peut franchir le détroit supérieur, malgré le refoulement en avant du volet pelvien. (Expériences du 29 mars 1896.)

SÉRIE B

IV. — Même bassin. Fœtus beaucoup plus volumineux. Poids : 3.900 grammes. Diamètres : OM. 14,   OF. 11,7,   SOB. 17, BP. 9.7,   BT. 8.

Sommet en OIDP. La tête ne peut passer.

Il est absolument impossible de la faire pénétrer si on la place en OIDA et en OIGP.

Symphyséotomie. — Écartement de 3 centim. 1/2.

Sommet en OIDP. La tête franchit le détroit supérieur et descend dans l'excavation.

Sommet en OIDA et OIGP. La tête ne peut traverser le détroit supérieur.

Ischio-pubiotomie. — Écartement de 3 centim. 1/2.

Mêmes résultats que ci-dessus.

Malgré la mobilité du volet pubien droit, la tête ne peut franchir le détroit supérieur quand elle est placée en OIDA ou en OIGP. (Expériences du 31 mars 1896.)

De ces expériences il résulte que si on a, avec la *symphyséotomie*, agrandi les diamètres obliques gauches qui étaient déjà les plus considérables, on n'a pas agrandi les diamètres obliques droits qui étaient les plus petits.

Si on pratique l'*ischio-pubiotomie*, les mêmes diamètres obliques gauches, les plus grands, se trouvent agrandis comme dans la symphyséotomie. Le diamètre oblique droit anatomique ne change pas. Le diamètre oblique droit, qui se trouve augmenté, est le diamètre qui de la symphyse sacro-iliaque gauche aboutit en un point placé à égale distance du pubis et de l'éminence ilio-pectinée.

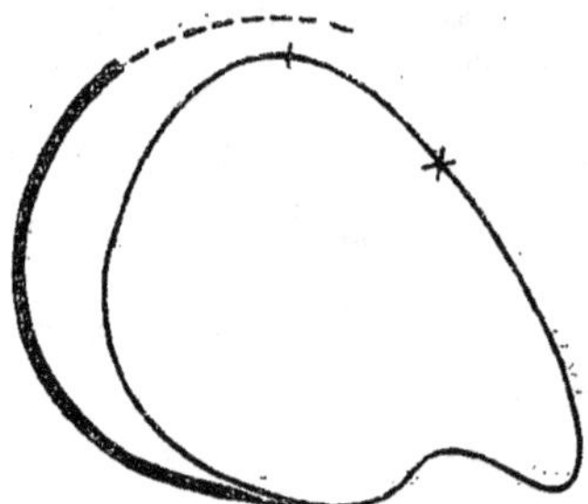

Fig. 2. — Bassin de Naegelé. Ischio-pubiotomie. Le gros trait et la ligne pointillée représentent la situation de la paroi pelvienne après l'ischio-pubiotomie.

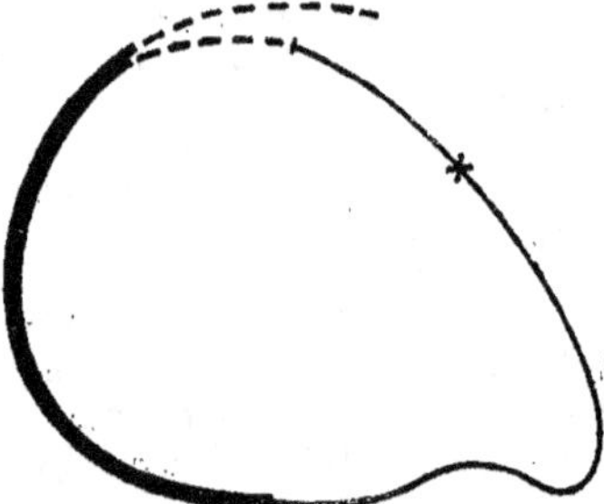

Fig. 3. — Bassin de Naegelé. Symphyséotomie et ischio-pubiotomie.

Or, cet agrandissement, qui peut être de 1, 2 et si l'on veut même de 3 centimètres, ne donne jamais un diamètre oblique droit qui soit aussi grand que le diamètre oblique gauche obtenu par la symphyséotomie ou par l'ischio-pubiotomie.

Voici ce que donnent en effet les mensurations :

Bassin oblique-ovalaire à symphyséotomie. — Écartement de 3 centimètres. (Voyez fig. 1).

Diamètre oblique gauche anatomique, 13 centimètres (au lieu de 11 centim. 9).

Diamètre oblique gauche allant de la symphyse sacro-iliaque droite en un point qui se trouve à égale distance de l'éminence ilio-pectinée et du pubis, 13 centim. 9 (au lieu de 12 centim. 4).

Les diamètres obliques droits n'ont pas changé, puisque, grâce à l'ankylose sacro-iliaque, l'os des iles droit est resté immobile.

Bassin à ischio-pubiotomie. — Écartement de 3 centimètres.

Les diamètres obliques gauches sont les mêmes que ci-dessus : 13 centimètres et 13 centim. 9.

Le diamètre oblique droit anatomique n'a pas changé.

Le diamètre oblique droit, qui va de la symphyse sacro-iliaque gauche au point qui se trouve à égale distance de l'éminence ilio-pectinée et du pubis, gagne 1, 2 ou 3 centimètres suivant l'écartement du volet (au lieu de 8 centim. 7, il mesure donc 9,7, 10,7, 11,7); il est par conséquent toujours plus petit que le diamètre oblique gauche.

Si même on retranche du grand diamètre oblique (diamètre oblique gauche) 1 centim. 1/2 pour la partie qui se trouve inutilisable en arrière, entre l'angle sacro-vertébral et la ligne innominée, on voit que ce diamètre reste encore plus étendu que le diamètre oblique droit agrandi par l'ischio-pubiotomie.

Il en résulte que si, avec l'ischio-pubiotomie, on peut obtenir un agrandissement de ce dernier diamètre oblique droit, comme cet agrandissement ne permet pas d'obtenir des chiffres égaux à ceux des diamètres obliques gauches, il sera toujours préférable de placer les diamètres antéro-postérieurs de la tête dans le diamètre oblique gauche. C'est ce qu'ont démontré les expériences ci-dessus. La tête passait quand ses diamètres antéro-postérieurs étaient en rapport avec le diamètre oblique gauche. Elle ne traversait pas le détroit supérieur quand ses diamètres antéro-postérieurs étaient en rapport avec le diamètre oblique droit.

Donc l'ischio-pubiotomie était inutile.

Voilà pour le détroit supérieur. Voyons maintenant ce qui se passe dans l'excavation et au détroit inférieur. Dans le bassin oblique-ovalaire de Nægelé, il existe habituellement un rétrécissement du détroit moyen, c'est-à-dire du diamètre biscatique. Nous représentons, sur la figure ci-jointe, une coupe qui montre bien ce rétrécissement. Pour l'obtenir, nous avons pris un moule en plâtre de l'excavation du bassin oblique-ovalaire ci-dessus décrit et nous avons fait passer dans ce moule une coupe verticale et transversale, coupe qui, en haut, commence à trois centimètres

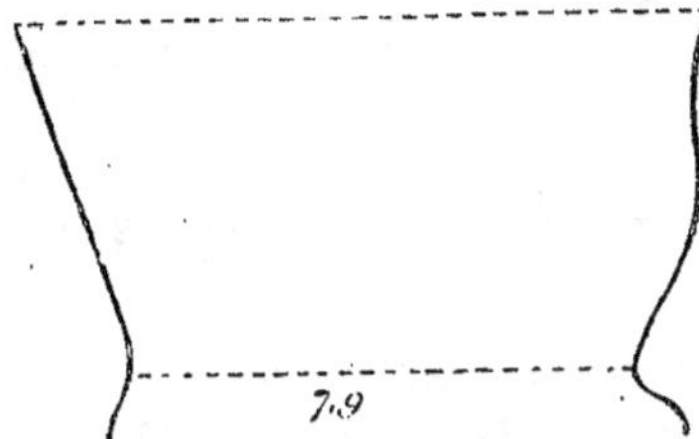

Fig. 4. — Coupe passant par les deux épines sciatiques.

de l'angle sacro-vertébral et qui, en bas, passe par les épines sciatiques. La distance qui sépare les deux épines sciatiques est de 7,9 (voy. fig. 4).

Nous avons relevé dans une thèse soutenue par M. Tchérépakine en 1893 les observations de bassins de Nægelé, dans lesquels on a mesuré ce diamètre bisciatique. Or, sur 24 observations, 5 fois seulement le diamètre bisciatique mesurait plus de 85 millimètres ; 19 fois il mesurait 85 millimètres ou au-dessous ; ce diamètre descend parfois à 72 (2 fois), 70 (2 fois), 67 (1 fois), 65 (3 fois) et même 60 millimètres (2 fois) ; 10 fois sur 24, par conséquent, ce diamètre était de 72 millimètres ou de moins de 72 millimètres.

Le détroit inférieur est également rétréci, bien que le diamètre bis-ischiatique soit en général un peu plus grand que le bisciatique ; la coupe que nous avons faite sur un autre moule en plâtre, coupe verticale et transversale qui passe en bas par les deux tubérosités de l'ischion montre bien ce rétrécissement et la forme en entonnoir que présente l'excavation pelvienne. Sur le bassin de fonte dont nous nous sommes servi, le diamètre bis-ischiatique est de 8 cent. 9 (voy. fig. 5).

Enfin, il existe un diamètre dirigé obliquement d'un côté à l'autre et de haut en bas, qui va de l'épine sciatique la plus proéminente à la tubérosité sciatique du côté opposé ; sur notre bassin de fonte, ce diamètre qui va de l'épine sciatique gauche à la tubérosité ischiatique droite, mesure 7 cent. 6 (voy. fig. 6).

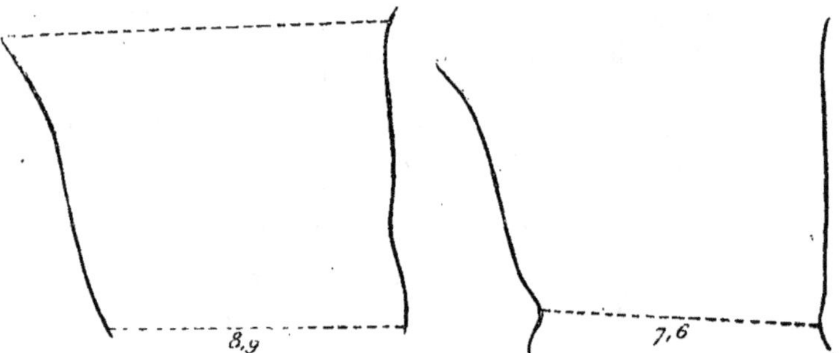

Fig. 5. — Coupe passant par les deux tubérosités ischiatiques.   Fig. 6. — Coupe passant par l'épine sciatique gauche et la tubérosité ischiatique droite.

Aussi, étant donné ce rétrécissement du détroit moyen et du détroit inférieur, il arrive dans certains cas que la tête peut franchir le détroit supérieur et se trouver arrêtée soit dans l'excavation, soit au détroit inférieur ; on a pu le constater dans les expériences que nous avons déjà rapportées.

Qu'observe-t-on au niveau du détroit moyen lorsqu'on fait la symphyséotomie ou lorsqu'on pratique l'ischio-pubiotomie ?

Symphyséotomie. — *Avec un écartement des pubis égal à 2 centimètres,* le diamètre bisciatique qui mesurait 7 cent. 9, atteint 8 cent. 5.

Le diamètre oblique ischio-sciatique, le plus petit, qui était de 7 cent. 6, atteint le chiffre de 8 cent. 4.

Avec un écartement de 3 centimètres, le diamètre bisciatique atteint 8 cent. 7 et le petit diamètre oblique ischio-sciatique arrive également au chiffre de 8 cent. 7.

Après l'ischio-pubiotomie, ces chiffres sont absolument les mêmes. En effet, la section ayant lieu à 5 centimètres en dehors du pubis, ni l'ischion, ni l'épine sciatique du côté droit ne se trouvent atteints.

L'ischio-pubiotomie n'apporte donc aucun agrandissement nouveau à ces deux diamètres rétrécis.

Que se passe-t-il dès lors pour le passage de la tête fœtale?

Lorsqu'elle n'est point très volumineuse, il peut arriver qu'elle franchisse, grâce à la symphyséotomie, le détroit moyen et le détroit inférieur avec un écartement de 1, de 2, de 3 centimètres.

Si on fait l'ischio-pubiotomie, elle traversera de même ces deux diamètres, mais pas plus facilement, puisque les diamètres bisciatiques et ischio-sciatiques ont les mêmes dimensions.

Si l'enfant est plus gros, il ne pourra traverser le détroit moyen et le diamètre ischio-sciatique, ni après la symphyséotomie, ni après l'ischio-pubiotomie.

Voici le résultats de quelques expériences :

Enfant pesant 3.000 grammes. Diamètres de la tête : OM. 12,2, OF. 11,2,   SOB. 9,2,   BiP. 9,2,   BiT. 7,5.

La tête offre une certaine malléabilité.

1º Sommet en OIDP. La tête franchit le détroit supérieur et arrive dans l'excavation, au niveau du détroit moyen. Là on voit que l'épine sciatique gauche déprime très fortement le côté droit du crâne au niveau de la suture pariéto-frontale, la tête ne passe pas.

2º Même bassin. Même fœtus. *Symphyséotomie.* Écartement de 1 centimètre.

Sommet en OIDP. Arrivée dans l'excavation, la tête se trouve arrêtée au niveau du détroit moyen. Il se produit un enfoncement très marqué au même point que précédemment, c'est-à-dire au niveau de la suture pariéto-frontale du côté droit qui se trouve en rapport avec l'épine sciatique gauche.

3º Même bassin. Même fœtus. *Ischio-pubiotomie.* Écartement de 1 centimètre.

La tête, arrivée dans l'excavation, se trouve arrêtée entre les deux épines sciatiques d'abord; puis, comme par suite de la mobilité de la paroi antérieure droite du bassin sectionné, elle peut passer un peu plus en avant, elle reste fixée entre l'épine sciatique du côté gauche et la tubérosité ischiatique droite. Bien qu'on détermine un enfoncement

très marqué au niveau de la suture fronto-pariétale droite, la tête ne
peut passer.

Les figures ci-dessous reproduisent les expériences suivantes :

Bassin de fonte dont les dimensions ont été indiquées.
Fœtus volumineux. Poids 3.900 grammes. Diamètres de la tête :
OM. 14,   OF. 11,7,   SOB. 10,7,   BiP. 9,7,   BiT. 8.
Symphyséotomie. — Écartement de 3 centimètres.
Sommet en OIDP. Si on presse avec un peu de force, la tête
franchit le détroit supérieur en se moulant sur lui. Arrivée dans l'exca-
vation, elle est arrêtée par le détroit moyen ; elle ne peut franchir le
diamètre bisciatique.

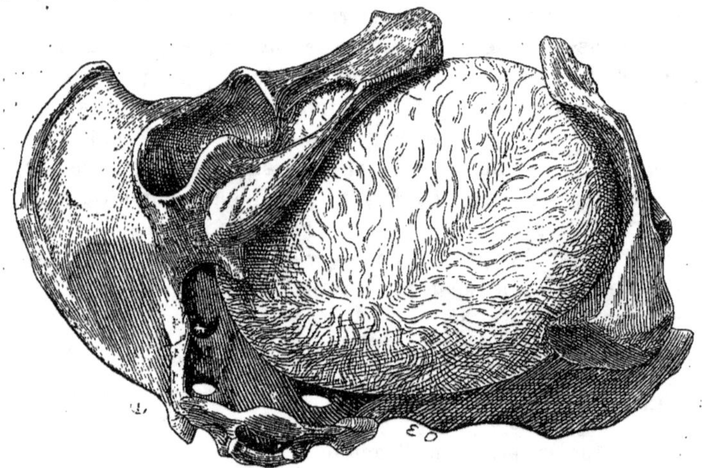

Fig. 7. — Bassin de Nægelé. Symphyséotomie, tête arrêtée dans l'excavation
par les deux épines sciatiques.

La figure 7 est la reproduction exacte d'une photographie ; elle
permet de voir nettement la saillie des deux épines sciatiques qui
empêchent la tête de passer.
Ischio-pubiotomie. — Écartement de 3 centimètres (on a enlevé tota-
lement le volet osseux pour se placer dans des conditions plus favo-
rables encore que sur une femme vivante).
Sommet en OIDP. La tête franchit un peu plus facilement le détroit
supérieur parce qu'une bosse frontale peut se loger en partie dans la
grande échancrure produite par l'enlèvement de la paroi antérieure
et droite du bassin. Arrivée dans l'excavation, la tête se trouve arrêtée,
comme dans l'expérience précédente, par la saillie des deux épines
sciatiques. Elle ne peut traverser le détroit moyen (voy. fig. 8).
Et au-dessous du détroit moyen, se trouve encore le diamètre ischio-
sciatique, qui est aussi égal à 8 centim. 7.

Ainsi donc, que l'on ait fait la symphyséotomie ou que l'on ait pratiqué l'ischio-pubiotomie, le résultat expérimental est le même,

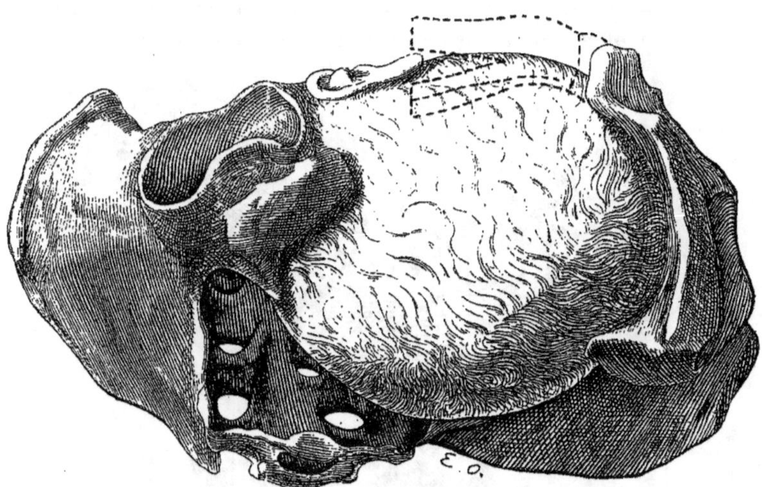

Fig. 8. — Bassin de Nægelé. Ischio-pubiotomie. Tête arrêtée dans l'excavation par les deux épines sciatiques.

la tête ne passe ni au détroit moyen ni au détroit inférieur. En effet, dans les deux cas, les dimensions du diamètre bisciatique et du petit diamètre ischio-sciatique sont semblables.

On ne retirera donc aucun bénéfice de l'ischio-pubiotomie.

Au détroit moyen et au détroit inférieur, l'ischio-pubiotomie n'offre absolument aucun avantage sur la symphyséotomie.

Les conclusions auxquelles nous arrivons se trouvent donc en désaccord avec les résultats obtenus par M. Farabeuf. Nous nous garderons bien de dire que ce qu'il a vu n'est pas exact ; M. Farabeuf a certainement bien observé. Mais Claude Bernard l'a écrit depuis longtemps : si deux expérimentateurs n'obtiennent pas les mêmes résultats, c'est qu'en réalité ils ont opéré dans des conditions différentes. Il nous faut donc chercher les causes de ce désaccord.

A. — D'abord nous nous demandons si le bassin figuré par M. Farabeuf est réellement ce qu'on appelle un bassin de Nægelé. Il présente une ankylose de la symphyse sacro-iliaque, c'est vrai ; mais il n'offre que bien peu d'atrophie de l'aileron du sacrum. Il en résulte que, sur les figures données, il ne présente pas au détroit supérieur la forme typique du bassin de Nægelé. Le profes-

seur d'Heidelberg a écrit : « Une particularité bien remarquable
de ce vice de conformation, c'est que tous ces bassins, à part les
différences qui résultent du degré de viciation et du côté où siège
l'ankylose, offrent d'ailleurs, sous le rapport de tous leurs carac-

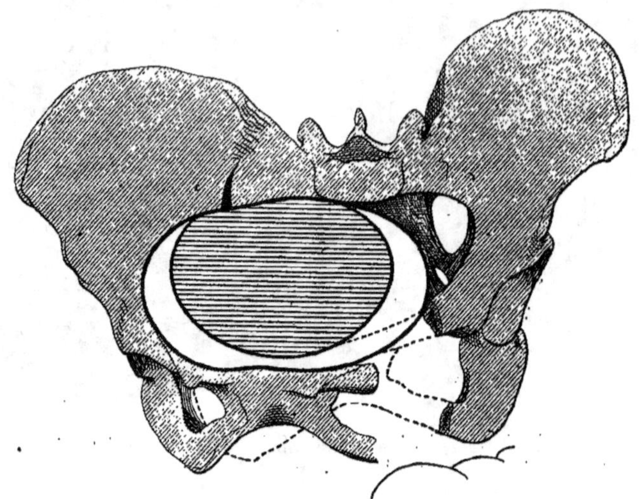

Fig. 9. — Bassin oblique-ovalaire (Farabeuf).

tères essentiels, une ressemblance aussi parfaite que celle qui
existe entre deux œufs. Cette ressemblance est si grande qu'un
homme de l'art qui n'en' est pas instruit commettra infailliblement
une méprise : qu'il ait vu un de ces bassins et que plus tard, dans
un autre lieu, dans une autre collection, il en rencontre un autre,
il ne pourra s'empêcher de croire que c'est toujours le même
bassin qu'il a sous les yeux. Il peut même arriver qu'il soit difficile de dissiper l'erreur. J'en citerai la preuve. »

« Le bassin vicié que nous allons décrire, dit encore Nægelé,
se distingue par les caractères suivants :

« 1° Ankylose complète de l'une des symphyses sacro-iliaques,
fusion intime du sacrum et de l'un des os coxaux.

« 2° Arrêt de développement ou développement imparfait de la
moitié du sacrum et rétrécissement des trous sacrés antérieurs du
côté correspondant à l'ankylose.

« 3° Du même côté, largeur moins considérable de l'os coxal et
de son échancrure sciatique.

« 4° Le sacrum paraît poussé vers le côté ankylosé ; sa face antérieure est aussi plus ou moins tournée de ce côté. En même temps la symphyse pubienne est entraînée du côté opposé, de sorte qu'elle, ne correspond plus directement mais obliquement à l'angle sacro-vertébral.

« 5° Du côté où existe l'ankylose, la paroi latérale et la moitié correspondante de la paroi antérieure de l'excavation du bassin sont plus planes que dans l'état de bonne conformation, etc... »

Ces différents caractères si bien indiqués par Nægelé sont loin de s'appliquer au bassin sur lequel M. Farabeuf a expérimenté.

B. — M. Farabeuf se sert, pour ses expériences, d'une sphère ayant 90 millimètres de diamètre qui ne passe point à travers un diamètre promonto-pubien minimum de 84 millimètres ; mais l'extrémité céphalique n'est pas une sphère dont tous les diamètres sont égaux et irréductibles ; les diamètres antéro-postérieurs sont généralement plus grands que les diamètres transverses.

C. — Enfin, bien que M. Farabeuf ait écrit : « Donc l'ischio-pubiotomie du côté rétréci ankylosé se présente comme le procédé de choix pour agrandir momentanément, d'une quantité considérable, le détroit supérieur et l'excavation des bassins obliques, ovalaires dits de Nægelé », il ne paraît pas que son bassin offre le rétrécissement du diamètre bisciatique et le rétrécissement du détroit inférieur observés dans la plupart des vrais bassins de Nægelé ; sans cela, la sphère dont il fait usage n'aurait sans doute pu franchir ces diamètres.

Si nous résumons les expériences que nous avons faites sur un bassin de Nægelé type, voici ce que nous pouvons dire :

Au détroit supérieur, la *symphyséotomie* permet l'augmentation des grands diamètres obliques du bassin ; elle ne détermine aucune augmentation des petits diamètres obliques.

L'*ischio-pubiotomie*, pratiquée du côté ankylosé, permet, outre l'augmentation des grands diamètres obliques, l'agrandissement d'un des petits diamètres obliques ; mais l'agrandissement ne permet pas à ce petit diamètre oblique d'atteindre les dimensions du grand diamètre oblique, même si on diminue le grand diamètre oblique de 1 centimètre ou 1 cent. 1/2, qui ne sont pas utilisables en arrière, au niveau de l'encoche formée par l'angle sacro-vertébral et la ligne innominée.

Il n'y a donc aucun avantage à placer le diamètre occipito-frontal de la tête en rapport avec le petit diamètre oblique agrandi par l'ischio-pubiotomie, mieux vaut le mettre en rapport avec le grand diamètre oblique.

Au détroit moyen et au détroit inférieur qui sont aussi très rétrécis dans le bassin de Nægelé, l'ischio-pubiotomie n'offre aucun avantage sur la symphyséotomie, car la section osseuse passe en avant de l'épine sciatique et en avant de l'ischion.

L'agrandissement des diamètres bisciatique et ischio-sciatique obtenu par l'ischio-pubiotomie est le même que l'agrandissement obtenu par la symphyséotomie ; il n'est point plus considérable.

En supposant donc que, dans certains cas de bassin de Nægelé, on veuille obtenir l'agrandissement du bassin, comme l'ischio-pubiotomie n'offre aucun avantage sur la symphyséotomie, et comme, d'autre part, elle constitue une opération plus complexe, plus difficile et probablement encore plus dangereuse, nous ne pensons pas qu'on doive y avoir recours.

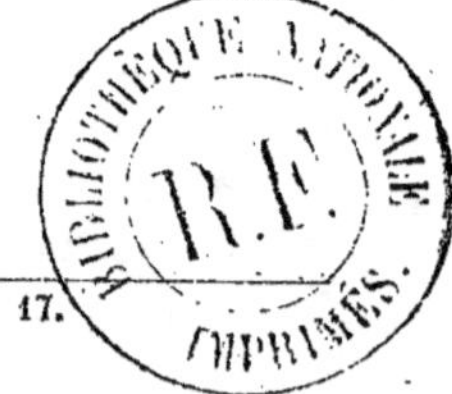